CONTRIBUTION A L'ÉTUDE

DU RHUMATISME

PENDANT LA GROSSESSE

PAR

Henri ALEXANDRE

DOCTEUR EN MÉDECINE DE LA FACULTÉ DE PARIS

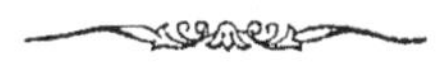

PARIS

ALPHONSE DERENNE

52, Boulevard Saint-Michel, 52

1884

CONTRIBUTION A L'ÉTUDE

DU RHUMATISME

PENDANT LA GROSSESSE

PAR

Henri ALEXANDRE

DOCTEUR EN MÉDECINE DE LA FACULTÉ DE PARIS

PARIS

ALPHONSE DERENNE

52, Boulevard Saint-Michel, 52

1884

A LA MÉMOIRE DE MES TANTES

A MON PÈRE

A MA MÈRE

A MES FRÈRES

A MA SOEUR

A MON BEAU-FRÈRE

A MES PARENTS

A MES AMIS

CONTRIBUTION A L'ÉTUDE

DU RHUMATISME

PENDANT LA GROSSESSE

AVANT-PROPOS

A côté du rhumatisme articulaire primitif, dont la fréquence est si grande et sur lequel on a produit de si nombreuses dissertations, on décrit certaines formes de rhumatisme secondaire, dont le type le plus parfait est le rhumatisme blennorrhagique.

Ce rhumatisme secondaire est une des questions qui divisent le plus l'opinion des pathologistes. Sur cette question déjà vieille, la lumière est encore loin d'être faite aujourd'hui ; aussi n'avons-nous pas la prétention de traiter complètement ce vaste sujet.

La forme gravidique du rhumatisme secondaire est celle que nous avons l'intention d'étudier dans ce travail. Sans être rare, cette forme n'est pas très fréquente ; les auteurs qui ont écrit sur le rhumatisme secondaire se sont peu étendus, ou pour la plupart ont gardé complètement le silence sur le rhumatisme de la grossesse ; enfin, de même qu'à propos du rhumatisme blennorrhagique, on a discuté la question de savoir s'il s'agissait de rhumatisme vrai ou bien d'une sorte d'infection qui aurait son foyer d'origine dans les portions suppurantes de l'urèthre ; de même, à propos du rhumatisme gravidique, il y a lieu de rechercher si les arthropathies de la femme enceinte doivent être mises sur le compte de la diathèse rhumatismale, ou bien si les liquides qui peuvent s'écouler à la fin de la gestation des organes génitaux de la femme n'ont pas une influence directe sur les manifestations articulaires. Pour toutes ces raisons, et de plus ayant eu l'occasion d'observer quatre cas de rhumatisme pendant la grossesse, nous avons pensé qu'il serait intéressant de publier le résultat de nos recherches à ce sujet.

Nous étudierons successivement, et dans autant de chapitres distincts, l'historique, l'étiologie et la pathogénie ; la symptomatologie, la marche, la durée et la terminaison ; le diagnostic, le pronostic, le traitement de cette affection.

Nous terminerons par la relation des quatre cas observés par nous dans les hôpitaux, et auxquels nous ajouterons quelques observations de rhumatisme gravidique que nous avons trouvées dans les auteurs, et qu'il est intéressant de rapprocher des nôtres.

Mais avant d'entrer dans l'exposition de notre sujet, nous avons hâte de remercier M. le professeur Pajot, qui a bien voulu accepter la présidence de notre thèse.

HISTORIQUE

Le rhumatisme gravidique a certainement existé de tout temps, puisque le rhumatisme primitif a été mentionné par les anciens. La coexistence de grossesse et de rhumatisme a donc dû se rencontrer. Cependant, soit à cause de l'extrême rareté de cette coïncidence, soit qu'on n'ait vu entre ces deux états aucune relation évidente, les auteurs anciens ont gardé un silence absolu sur cette forme de rhumatisme secondaire.

Ce qui prouve bien l'absence d'attention apportée par les cliniciens de cette époque sur ce point de pathologie, c'est la façon dont Bouillaud, le premier, en fait incidemment la mention.

Dans son traité du rhumatisme articulaire, il cite deux observations publiées sous les numéros XI et CXXVII, mais son attention est uniquement concentrée sur le rhumatisme, qu'il s'attache à décrire, et ne se préoccupe nullement de l'état de grossesse, et encore moins des liens pathogéniques qui sont susceptibles d'unir les arthropathies à l'état gravidique.

En 1853, Charcot, dans sa thèse de doctorat, est le premier qui étudie la relation qui existe entre la grossesse et le rhumatisme. Il signale l'apparition de ce dernier vers la fin de la grossesse ou après l'accouchement. Au point de vue de la nature de ce rhumatisme secondaire, il en fait un rhumatisme ordinaire ayant apparu sous l'influence d'une cause occasionnelle : la grossesse.

La même année 1853, Trastour, dans sa thèse do doctorat, signale les mêmes faits sans y insister.

En 1865, Feuillet étudie une forme d'arthropathies qui ne rentrent pas dans notre sujet : les arthrites du bassin survenant pendant la grossesse et après l'accouchement.

Mais il faut arriver à Lorain pour trouver, sur la maladie qui nous occupe, une étude approfondie avec une interprétation pathogénique basée sur l'observation des faits. Dans une discussion à la Société médicale des hôpitaux en 1866, Lorain montre ce qu'il appelle le rhumatisme uro-génital, dont le rhumatisme de la grossesse n'est qu'une particularité, et son élève Vachée développe, dans une thèse soutenue en 1868 et intitulée *Du rhumatisme uro-génital*, les idées du maître.

Signalons également dans cet historique la thèse de Vaille, 1867 (*Du rhumatisme puerpéral*), et le travail de Bamberger sur le même sujet (1870).

Dans tous ces travaux, et un peu, il faut le dire, sous l'influence de Lorain, une confusion regrettable a souvent été faite entre le rhumatisme gravidique et le rhumatisme blennorrhagique, où la grossesse ne joue qu'un rôle purement accidentel.

Quinquaud, étudiant les arthropathies de la femme enceinte (*Gazette médicale* de 1872), s'exprime ainsi : « La femme enceinte peut être prise d'arthrites à caractères cliniques spéciaux, à marche lente, rebelles à tous les traitements et ne disparaissant qu'après l'accouchement. » Pour cet auteur, la grossesse produit de toutes pièces des arthrites au même titre qu'elle produit des néphrites, des affections cardiaques, etc. C'est la cause unique des arthropathies.

En 1876, Tison soutient une thèse de doctorat intitulée : *Du rhumatisme pendant la grossesse*, c'est le premier travail d'ensemble publié sur ce sujet. Là encore, il y a souvent, au profit du rhumatisme gravidique, des cas de rhumatisme purement blennorrhagique. Il y a même la relation d'un cas d'infection puerpérale avec arthropathies purulentes. Le rhumatismé de la grossesse n'a rien à voir avec ces accidents.

Depuis la publication de cette thèse sur le rhumatisme pendant la grossesse, M. Hanot a publié, dans la *France médicale* de 1881, une observation très intéressante de rhumatisme puerpéral survenant dans le premier mois d'une grossesse et suivi d'avortement.

M. Bourcy, dans sa thèse de 1883, n'hésite pas à rapporter ces arthropathies à une forme de pseudo-rhumatisme qu'il sépare nettement du rhumatisme vrai.

A la fin de 1883, M. Charpentier émet, dans son récent traité d'accouchement, une opinion contraire aux précèdentes. Nous y reviendrons à propos de la pathogénie de cette affection.

Enfin M. Mercier, dans une thèse récente (1883), s'occupe de cette question et la traite en émettant les idées de Quinquaud avec un exclusivisme que nous ne saurions partager.

Nous avons vainement cherché, dans des publications

plus récentes, des faits relatifs au rhumatisme pendant la grossesse.

Les cas de ce genre doivent être, pour cette raison, considérés comme rares ou bien, ce qui est vraisemblable, cette extrême rareté tient à ce que tous les cas observés ne sont pas jugés dignes d'être publiés. Cette manière d'agir est, à notre avis, d'autant plus regrettable que l'histoire de cette affection est peu connue. Nous pensons, pour cette raison, qu'il ne sera pas inutile d'ajouter à la fin de notre thèse quelques observations que nous avons recueillies dans les auteurs sur le rhumatisme vrai pendant la grossesse.

ÉTIOLOGIE. — PATHOGÉNIE

A l'exemple de Tison (1876, thèse doctorat), nous éliminons complètement de notre sujet le rhumatisme survenant après l'accouchement, pour n'étudier que celui qui précède l'expulsion du fœtus.

De ses observations, Tison conclut que le rhumatisme de la grossesse n'est pas un rhumatisme spécial, une espèce morbide distincte et bien déterminée. C'est pour lui un rhumatisme à marche subaiguë, parfois chronique, rappelant comme marche le rhumatisme blennorrhagique survenant chez des femmes enceintes.

La plupart du temps, le rhumatisme éclate sans cause apparente, et il semble que l'état de grossesse ait suffi à lui seul à produire les arthropathies. Deux ou trois fois, Tison a signalé le début par refroidissement. Enfin, le *traumatisme* a paru quelquefois jouer le rôle de cause occasionnelle.

Le milieu de la grossesse est l'époque qui a paru être la plus favorable à l'éclosion de la maladie; quelquefois, cependant, la fin de la grossesse l'a provoquée, et Hanot rapporte un cas de rhumatisme puerpéral au premier mois de la gestation.

Dans nos observations, nous avons noté l'apparition du rhumatisme aux 5ᵉ mois, 7ᵉ mois, 6ᵉ mois 1/2 et fin du 9ᵉ mois.

Lorain, nous l'avons dit, considérait le rhumatisme de la grossesse comme un rhumatisme uro-génital. D'après lui (*Gazette des hôpitaux*, 1875), les femmes enceintes seraient toutes, à partir d'une certaine époque de leur grossesse, atteintes d'un écoulement leucorrhéique distinct de l'écoulement blennorrhagique. Cet écoulement aurait chez ces femmes la même puissance que la blennorrhagie pour faire apparaître le rhumatisme. Ce rhumatisme secondaire à la grossesse serait donc assimilable, sinon identique au rhumatisme blennorrhagique ; ce serait un rhumatisme génital comme celui qui succède au catéthérisme chez l'homme. De tout ceci, il résulte que la grossesse n'a, d'après Lorain, aucune influence directe sur le rhumatisme ; elle n'agit qu'en favorisant l'apparition d'un écoulement leucorrhéique sans lequel il ne saurait exister. L'auteur de cette théorie ne met pas en doute l'existence constante d'un écoulement uréthral, si léger qu'il soit, pendant l'état de gestation. On le trouve, suivant lui, toutes les fois qu'on le cherche attentivement. L'urèthre n'est du reste pas seul en cause, il s'agit ici des voies génitales dans leur ensemble : utérus, vagin, urèthre.

Vachée, dans sa thèse de 1868, dit que les femmes sont disposées à contracter, par l'appareil génital (utérus, vagin, urèthre), l'état rhumatismal qui a un rapport de parenté avec le rhumatisme blennorrhagique.

D'après Vaille (1867), l'accouchement naturel ou prématuré fait cesser rapidement des arthrites tenaces, au point qu'on aurait pu croire à des tumeurs blanches. Il pense que ces arthrites sont liées à des leucorrhées.

Tison croit également à l'influence des écoulements leucorrhéiques, mais distincts de la blennorrhagie. Il cite, à l'appui de son opinion, plusieurs observations ; son observation I, dans laquelle il note l'absence d'antécédents rhumatismaux, a trait à une femme enceinte de neuf mois, chez laquelle M. Fournier constata un écoulement uréthral. L'arthrite menaça de se terminer par ankylose, et la marche fut subaiguë.

Cette observation ne rappelle en rien les faits que nous avons observés. Ici, tout rappelle l'idée de blennorrhagie ; dans les nôtres, tout rappelle le rhumatisme ordinaire ; les malades étaient rhumatisantes, et la grossesse n'a fait qu'imprimer au rhumatisme une manière d'être particulière.

L'observation I de Tison, empruntée à la thèse de Vaille, ne nous paraît donc pas concluante au point de vue du rhumatisme gravidique. Il y a peut-être eu coïncidence de blennorrhagie et de grossesse.

Dans l'observation III du même auteur, on note aussi l'absence d'antécédents rhumatismaux chez une femme enceinte de 7 mois. Le début de l'arthrite se fit par la main. Au spéculum, on constata les particularités suivantes : « Ecoulement blanc jaunâtre, liquide, puriforme, abondant. Col sain en avant, la lèvre postérieure est rouge vif et présente des granulations mollasses, très petites et se pressant sur les bords du col, où elles pourraient au premier abord être prises pour une ulcération profonde. Le vagin présente une coloration bleuâtre, ainsi que la vulve. » Dans cette observation, où l'on ne mentionne pas l'état de l'urèthre et où le vagin est intact, on ne peut guère penser à une blennorrhagie. La lencorrhée puriforme dont on parle, l'absence d'antécédents rhumatismaux, semblent donner raison à Lorain et confirmer sa théorie du rhumatisme uro-génital.

Dans l'observation IV, empruntée à la thèse d'Elica-garay sur le rhumatisme blennorrhagique (1873), Tison relate simplement un cas de rhumatisme blennorrhagique non douteux, nous n'y insistons donc pas. Il en est de même de son observation VI. L'observation V, relative à une femme grosse de 8 mois 1/2, présentant un écoulement récent avec absence de rhumatisme dans la famille, n'est pas non plus très concluante au point de vue de l'absence de blennorrhagie. La malade dont parle l'observation présenta une arthrite du poignet et de l'épaule, et garda après son accouchement une articulation radio-carpienne tuméfiée et douloureuse.

Nous serions tenté, pour notre part, à la simple lecture de ces observations, de croire qu'il y a eu dans tout ceci une confusion regrettable et qu'il s'agissait de blennorrhagies survenues chez des femmes enceintes, et ayant amené chez elles du rhumatisme comme elles en auraient produit chez n'importe quelles malades.

Dans ces observations, en effet, le rhumatisme a suivi la marche et a présenté la modalité habituelle du rhumatisme blennorrhagique. Début par les membres supérieurs, tendance à la fixité dans une articulation, absence de diathèse rhumatismale, l'analogie est complète.

Nous aurions une grande présomption à soutenir que Lorain a pris pour des leucorrhées de véritables blennorrhagies, et cette présomption serait d'autant moins excusable que nous sommes personnellement tout-à-fait dépourvu d'expérience sur ce point de pathologie. Une des observations de Tison n° III nous semble même, comme nous l'avons dit, tout-à-fait concluante au point de vue de la théorie du rhumatisme uro-génital et, bien que nos observations diffèrent totalement de celles que nous avons analysées, nous sommes disposé à admettre l'existence de cette forme pour un certain nombre de malades.

A la Société médicale des hôpitaux, dans cette discussion célèbre de 1867, M. Peter s'exprimait ainsi :

« Tout est occasion pour le rhumatisme, aussi bien le froid, qui est un traumatisme général, que la contusion, qui est un traumatisme particulier ; aussi bien la maladie blennorrhagique de l'urèthre que la maladie leucorrhéique de l'utérus, aussi bien enfin l'état de gestation que l'état de parturition. »

M. Peter suppose dans tout ceci, que les malades sont rhumatisants, et qu'une cause occasionnelle (froid, traumatisme, blennorrhagie, leucorrhée, grossesse, accouchement) oblige la diathèse à se manifester par des arthropathies.

Dans son récent ouvrage tome 1, page 797, M. Charpentier exprime les mêmes idées que M. Peter, il croit plus à l'influence générale de la puerpéralité qu'à l'influence locale déterminée par des écoulements génitaux, et n'admet pas d'identité entre le rhumatisme gravidique et le rhumatisme blennorrhagique.

Nous avons vu, au contraire, que dans les observations dont nous avons précédemment parlé, il était soigneusement noté que les malades n'avaient aucun antécédent diathésique. Nous croyons donc que si les écoulements leucorrhéiques font apparaître le rhumatisme, c'est au même titre que la blennorrhagie par un mécanisme spécial étranger à la diathèse rhumatismale et dont nous ne saurions faire la moindre mention sans sortir du sujet que nous nous sommes imposé.

Nos observations, nous le répétons, sont d'un tout autre ordre : les malades étaient rhumatisantes ou avaient eu des antécédents héréditaires de rhumatisme. Chez elles la grossesse a paru être une cause occasionnelle du développement d'arthrites rhumatismales, et si le rhumatisme a présenté une forme spéciale, c'est sans doute grâce à l'état de gestation, mais nullement à la présence d'un écoulement leucorrhéique, car celui-ci n'existait pas.

Nous croyons donc que les causes de rhumatisme gravidique sont multiples ; le rhumatisme en effet n'est pas toujours, comme l'a dit Lorain, un cas particulier de rhumatisme uro-génital, mais une des formes du rhumatisme secondaire « Or, comme le dit Homolle, dans son article *rhumatisme secondaire* du *Dictionnaire de médecine et de chirurgie pratique*, les conditions générales qui semblent favoriser l'apparition du rhumatisme secondaire sont complexes et difficiles à définir. Celles dont l'action paraît être prédominante, sont les suivantes : 1º Diverses causes d'excitation lente mais continue du système nerveux, qui ont leur origine dans certains viscères et en particulier dans l'appareil génital. 2º Diverses causes d'épuisement et en particulier l'excès de certaines sécrétions. 3º Diverses altérations humorales dont la mieux définie, paraît être la leucocytose, mais parmi lesquelles il faut accorder une importance considérable à certaines modifications d'origine infectieuse ou septique encore mal connues.

Ces conditions se rencontrent dans un série d'états physiologiques ou morbides, assez disparates en apparence.

Et plus loin, l'auteur de l'article ajoute : « Pendant la
grossesse, la nutrition subit des modifications importantes,
la constitution du sang est altérée, la leucocytose est fréquente, enfin l'utérus est un centre d'excitations nerveuses
continuelles. Sous ces influences, et peut-être pour d'autres
causes qui nous échappent, le rhumatisme de la grossesse
est le plus souvent un rhumatisme modifié, il tend à prendre le caractère subaigu, à se fixer sur un petit nombre
de jointures, à se terminer par ankylose. »

« ..... L'influence pathogénique de ces états morbides ou
des conditions physiologiques que je viens d'énumérer
paraît être prédominante ou agir seule chez quelques
sujets qui voient revenir les attaques rhumatismales à
chaque grossesse nouvelle (Lorain) ; on a même constaté
l'action des causes rhumatogènes communes dans la gé-
nèse des affections articulaires qui sont ici rapportées au
rhumatisme secondaire. »

Toutes les considérations précédentes appliquées au
rhumatisme secondaire en général, font comprendre la
complexité d'origine du rhumatisme de la grossesse et com-
plètent les idées que nous avons exposées au sujet de
la pathogénie de cette maladie. A propos des rela-
tions de la diathèse rhumatismale avec le rhumatisme
secondaire, Homolle fait les réflexions suivantes, sans
trancher la question « S'il est vrai que les arthropathies secondaires soient, dans un certain nombre de cas au moins,
de nature rhumatismale, on doit retrouver chez les sujets
qui en sont atteints des prédispositions héréditaires ou des

antécédents personnels, qui indiquent l'existence du rhumatisme constitutionnel. Un grand nombre de pathologistes ont contesté qu'il en fût jamais ainsi, et n'ont vu que des coïncidences dans les cas où les malades, avant d'être atteints 'd'arthropathies secondaires, avaient eu une ou plusieurs attaques de rhumatisme légitime. En France, où l'on est en général disposé à étendre le champ des affections rhumatismales, plusieurs cliniciens (Péter, N. Guénean de Mussy, etc.), n'hésitent pas à reconnaître le rôle considérable, sinon nécessaire de l'état diathésique rhumatismal dans la genèse du rhumatisme secondaire. M. Guéneau de Mussy a rapporté l'exemple frappant d'un homme qui eut cinq attaques de rhumatisme articulaire aigu peu différentes les unes des autres et liées trois fois à la blennorrhagie, deux fois à l'action du froid.

Encore une fois, nous ne voulons pas au milieu de ces contradictions et dans un débat qui menace de s'éterniser, prétendre trancher et conclure, quand notre expérience est encore aussi rudimentaire ; nous voulons simplement résumer nos idées conformément à ce que nous avons vu et à ce que nous avons lu.

Nous pensons donc que cette conclusion provisoire peut être formulée : 1° Il existe une forme de rhumatisme gravidique à laquelle on pourrait réserver le nom de génitale, parce qu'elle nous semble liée à un état local, leucorrhée, excitations réflexes parties de l'utérus, des organes génitaux, qui en paraît être la cause directe. 2° A côté de cette forme génitale, il existe une forme rhumatismale proprement dite, liée à la diathèse rhumatismale et dans laquelle l'état de gestation joue simplement le rôle de cause occasionnelle et modifie la forme habituelle du rhumatisme.

Nous arrivons en somme à une conclusion analogue à celle de Tison, qui résume sa pensée dans les deux formules suivantes : 1° La grossesse agit comme cause rhumatogène par le changement profond que la fécondation amène dans l'état général et la santé de la femme; 2° Elle agit par les écoulements existant chez le plus grand nombre des femmes enceintes.

Nous ajoutons seulement à cette seconde formule cette restriction : écoulements ou excitations locales quelconques ayant pour point de départ l'utérus gravide.

SYMPTOMATOLOGIE

La complexité d'origine du rhumatisme de la grossesse se retrouve aussi au point de vue de la symptomatologie.

Le début de l'attaque rhumatismale s'annonce généralement par des frissons répétés et peu intenses. Le deuxième phénomène observé est généralement la douleur qui varie beaucoup d'intensité. Cette intensité, parfois considérable d'une façon assez brusque est habituellement progressivement croissante ; mais la plupart du temps elle n'atteint pas le degré observé dans les attaques de rhumatisme articulaire aigu primitif.

Cependant le phénomène douleur peut acquérir une importance suffisante pour que M. Fournier ait cru devoir admettre une forme douloureuse de rhumatisme génital.

Il est bien rare, qu'au point de vue de sa forme clinique, le rhumatisme de la grossesse présente les allures tapageuses du rhumatisme articulaire aigu, fébrile, généralisé s'accompagnant des affections viscérales, qui sont propres aux formes franches ; les arthrites ne se terminent pas ordinairement même dans ces cas, par résolution après une durée restreinte. La rareté de cette même forme aiguë dans le cours de la grossesse, l'a même fait considérer par plusieurs auteurs comme une simple coïncidence accidentelle avec l'état de gestation. Mais, comme le fait remarquer Homolle, cette interprétation perd une grande partie de sa valeur, si l'on tient compte des cas intermédiaires que l'on observe fréquemment.

Entre les formes généralisées franchement fébriles, et les arthrites subaiguës, torpides, ankylosantes, on peut observer toutes les transitions.

Les douleurs présentent une mobilité analogue à celles du rhumatisme primitif. Après s'être promenées, pour ainsi dire, d'une articulation à l'autre, elles finissent par se résoudre, ou bien le plus souvent elles présentent au niveau d'une ou plusieurs jointures une fixité remarquable, et l'arthrite qui en est la cause persiste parfois plusieurs mois. C'est surtout dans cette forme subaiguë qu'on observe du gonflement.

Le rhumatisme de la grossesse présente habituellement une marche subaiguë et la description de la forme sub-aiguë du rhumatisme subaigu primitif peut s'appliquer à la plupart des cas de rhumatisme gravidique. Il peut exis-ter des formes bénignes remarquables par le peu d'inten-sité des phénomènes réactionnels, le petit nombre de join-tures intéressées, la lenteur extrême de la résolution. A côté de ces formes bénignes, on peut en décrire de graves, primitivement ou tardivement fixes, avec tendance à l'an-kylose. Le gonflement qui accompagne ces arthropathies est un gonflement pâteux, luisant, sans changement de couleur à la peau, parfois peu douloureux. Dans certains cas, d'après Tison, il présente un aspect pâle, et légère-ment violacé, caractéristique. Sa consistance est variable : dans quelques cas, il résiste à la pression du doigt, dans d'autres circonstances il revêt tous les caractères assignés à l'œdème. La cause de ce gonflement au point de vue anatomique est ordinairement un empâtement périarticulaire plus ou moins accentué ; d'autres fois il s'agit d'un véritable épanchement intra-articulaire. Cette hydarthrose. lorsqu'elle est mono-articulaire, lorsqu'il n'y a qu'une mono-arthrite subaiguë ou même chronique présente quelques difficultés de diagnostic : on ne peut pas toujours alors affirmer la nature rhumatismale de l'affection et l'on ne fait ce diagnostic que par analogie ou par exclusion. De plus, on pourra se guider sur la notion étiologique et prendre en considération l'état de grossesse de la malade.

C'est cette forme subaiguë du rhumatisme de la grossesse qui s'accompagne souvent d'atrophie musculaire lorsque la résolution des arthropathies est lente, c'est-à-dire lorsque s'effectue le passage de l'état subaigu à l'état chronique, ou, en d'autres termes, lorsque l'affection jusque là mobile et indécise s'est fixée d'une façon tenace dans une articulation. C'est même cette marche spéciale, qui est aussi celle du rhumatisme blennorrhagique, qui a contribué en partie à faire confondre, au moins, dans quelques cas, le rhumatisme blennorrhagique avec le rhumatisme uro-génital vrai.

Dans cette forme subaiguë, les symptômes généraux sont peu accentués, la fièvre est modérée et la température est peu élevée, 39° au maximum la plupart du temps. D'après les observations de Tison, le pouls bat de 80 à 100 pulsations par minute. On a noté des sueurs souvent abondantes, puis au bout d'une dizaine de jours la chronicité tend à s'établir. Dans certains cas l'état général au début est mauvais et on a pu croire chez des femmes sim-

plement enceintes et atteintes de cette forme de rhumatisme à l'invasion de la tuberculose.

La forme subaiguë du rhumatisme de la grossesse est
celle que l'on rencontre environ dans la moitié des cas. La
chronicité se fait ici secondairement ; les symptômes aigus
disparaissent rapidement et il ne reste que la gêne des
mouvements, un peu de douleur et surtout de l'empâtement qui disparaît le dernier. En même temps il reste un
état d'affaiblissement assez marqué et les malades sont
toujours plus ou moins anémiques.

On a parlé à propos du rhumatisme des femmes enceintes, de suppuration des articulations.

Tison, dans son observation XI, rapporte le cas
d'une malade chez laquelle on trouve du pus dans l'articulation du genou gauche. Mais la malade avait été surmenée,
elle avait éprouvé des frissons caractéristiques de la suppuration, et l'examen cadavérique montra l'existence d'une
métro-péritonite suppurative. Il n'y a pas le moindre doute
à avoir, croyons-nous, sur la nature pyohémique d'une
semblable maladie. Cet exemple, en tout cas, s'il devait
être considéré comme un exemple de rhumatisme, serait
certainement unique dans l'histoire du rhumatisme gravidique. Toutes les fois, donc, que les conditions dans lesquelles se sont montrées les arthropathies, leur mode d'é-
volution et la nature des accidents concomitants auront
fait reconnaître l'infection pyohémique, c'est à cette cause
qu'il faudra attribuer les arthrites suppurées survenant dans
le cours de la gestation.

Nous avons dit plus haut que, dans la moitié des cas au
moins, le rhumatisme de la grossesse évoluait, sous la

forme subaiguë, pour devenir secondairement chronique. Dans l'autre moitié des cas, la chronicité s'établit d'emblée, prenant la forme du rhumatisme chronique osseux.

Le siège des arthrites rhumatismales de la grossesse ne présente rien de spécial dans un grand nombre de cas ; dans ceux, par exemple, où il s'agit de véritable rhumatisme, évoluant sous l'influence d'une grossesse, chez une femme prédisposée. L'articulation sterno-claviculaire, l'épaule, le poignet et, en général, le membre supérieur (par opposition à l'autre forme qui débute généralement par le membre inférieur) sont plus spécialement atteints et constituent même de véritables sièges d'élection dans le rhumatisme uro-génital. C'est également dans cette forme que l'on observe fréquemment l'inflammation des gaines tendineuses et des bourses muqueuses, comme dans le rhumatisme blennorrhagique.

On a signalé quelques complications viscérales dans le rhumatisme de la grossesse ; nous n'en avons pas observé. L'une de nos malades présente bien une lésion cardiaque, mais cette complication, survenue à la première attaque de rhumatisme, est complètement étrangère à la grossesse. L'endocardite a été signalée dans le rhumatisme gravidique et a présenté une gravité aussi grande que dans l'infection puerpérale ; c'est souvent une endocardite végétante ou ulcéreuse. Tison, qui n'a jamais rencontré cette complication, parle seulement d'un souffle doux, systolique, et se prolongeant dans les vaisseaux du cou. Il dit avoir rencontré ces symptômes chez des femmes toujours primitivement anémiques ou qui le sont devenues par suite du sé-

jour au lit et des conditions physiques et morales dans lesquelles leur affection les force à vivre.

Outre ces complications viscérales, rares mais possibles,
on a signalé la possibilité de transformation des arthropathies
en tumeurs blanches (Grisolle). On a signalé aussi la persistance presque indéfinie de l'épanchement (Bouillaud),
mais nous devons dire que ces particularités n'ont été
citées que par analogie, à propos du rhumatisme chronique
fixe et non à propos du rhumatisme de la grossesse.

MARCHE. — DURÉE. — TERMINAISON

Nous avons indiqué, dans notre étude symptomatologique, quelles sont les formes cliniques du rhumatisme qui survient pendant le cours de la gestation. Nous avons passé en revue la forme aiguë, la forme subaiguë passant facilement à l'état chronique ; et la forme chronique d'emblée ; puis nous avons ajouté que conformément à nos idées sur la dualité qu'il est naturel d'admettre au point de vue pathogénique, il y avait lieu également au point de vue de la symptomatologie d'admettre une forme rhumatismale proprement dite, survenant chez des femmes ayant eu dans leurs antécédents personnels ou héréditaires des manifestations rhumatismales ; et une forme uro-génitale survenant en l'absence de toute diathèse rhumatismale consécutivement au nouvel état local des organes génitaux.

La première forme, rhumatismale proprement dite, serait une forme à marche aiguë ou plutôt subaiguë, commençant par les membres inférieurs ordinairement, et tendant plus ou moins à la chronicité. La seconde forme uro-génitale serait celle qui est rapidement chronique ou chronique d'emblée, celle qui mérite la dénomination de rhumatisme fixe et qui a une tendance marquée à l'ankylose. Ajoutons que ces deux formes si tranchées sont reliées par un grand nombre d'intermédiaires.

Il nous reste à chercher si la grossesse imprime réellement à l'affection rhumatismale une marche particulière,

On peut surtout se rendre compte de ce fait, si l'on a la chance d'examiner un cas de rhumatisme gravidique chez une femme qni a déjà antérieurement souffert de rhumatisme. Lorsque l'on voit, en effet, une femme rhumatisante prise d'une nouvelle attaque dans le cours d'une grossesse, il est facile alors, en comparant l'attaque actuelle aux attaques antérieures, d'apprécier les modifications que la gestation apporte dans la marche et la durée de la maladie. Tison cite le cas d'une femme qui eut trois attaques de rhumatisme articulaire aigu des plus franches : la première avant, la seconde pendant, la troisième après la grossesse. La première a duré quinze jours, la deuxième avec endocardite cinq mois, et la troisième, avec endocardite aussi, quelques semaines (obs. XII).

Au point de vue de la durée, Tison a obtenu sur 23 cas les résultats suivants :

5 fois la durée a été de 1 mois à 1 mois 1/2.
4 fois   —   2 à 3 mois.
4 fois   —   4 à 5 mois.
4 fois   —   5 à 6 mois.

Dans les 6 autres cas, la durée n'est pas bien indiquée.

Quant à nous, sur nos quatre cas, nous n'avons pu avoir de résultats pouvant modifier la statistique précédente, car dans notre première observation, la durée ne peut être évaluée exactement, la malade étant sortie non guérie au bout de deux mois. Dans notre seconde observation, la première manifestation a éclaté le 9 mai 1883, et la malade gardait encore le lit presque complètement, près de deux mois après le début. Dans notre troisième observation, la durée a été aussi de 3 mois 1/2. Enfin, dans notre quatrième observation, la maladie a débuté au mois de mars 1884, et les arthropathies sont encore en voie d'évolution.

La terminaison, comme nous l'avons déjà dit, se fait la plupart du temps par ankylose. Ainsi, sur 23 cas, Tison a observé 11 fois la terminaison par ankylose complète, dont 3 cas avec déformation noueuse, 4 fois, la persistance de la raideur et du gonflement ; 3 fois les malades sont sorties non guéries, et 5 fois il y a eu guérison complète. Il y a donc plus de deux cas d'ankylose pour un cas de guérison complète.

D'après Vaille, cette terminaison serait la conséquence de la suppuration articulaire. Il écrit avec quelques auteurs que la grossesse favorise cette suppuration. Nous avons déjà donné notre opinion sur cette manière de voir qui n'est autorisée par aucun fait.

Dans notre observation II nous avons noté la terminaison par raideur et tendance à l'ankylose. Le genou droit qui demeurait dans la flexion a dû être redressé ; et la jambe est restée longtemps dans la rectitude, les mouvements ont été très pénibles et la marche difficile. La résolution, quoique très lente, a pu être obtenue deux mois après son entrée à l'hôpital, » La malade, qui fait le sujet de notre observation I a eu des arthrites qui se sont localisées, en dernier lieu à l'épaule et surtout au poignet gauche. L'atrophie des muscles du membre supérieur a compliqué cette monoarthrite fixe, à la sortie de la malade elle persistait encore. Notre observation III est remarquable par l'envahissement de plusieurs articulations avec tendance à la fixité sur le poignet gauche. L'ankylose a été très à craindre tant au niveau de cette articulation qu'au niveau des genoux, mais après l'accouchement, la guérison a été complète.

Notre observation IV est relative à une forme franchement aiguë dont la nature rhumatismale ne saurait être niée et à laquelle la grossesse a imprimé une modalité spéciale qui a abouti à l'ankylose.

Nous devons à ce propos mentionner l'opinion de plusieurs auteurs, Lorain, Lucas-Championnière, Quinquaud, Mercier, qui ont vu l'accouchement être le signal de la guérison rapide des arthrites. Quinquaud et Mercier en font une terminaison constante et ce dernier cite à l'appui de son dire une série d'observations positives.

Nous n'avons pas eu de peine, pour notre compte, à trouver une foule de faits contraires aux précédents.

N'est-ce pas là la démonstration de l'existence de plusieurs formes de rhumatisme gravidique, les unes dépendant de la diathèse rhumatismale et les autres étant complètement étrangères à l'arthritisme?

Il nous reste maintenant à parler, à propos des terminaisons, de l'influence du rhumatisme sur l'évolution de la grossesse. Tison dit dans sa thèse, que la grossesse n'est nullement influencée par la maladie. Il cite cependant un cas d'avortement dans son observation IV empruntée à Elicagaray. L'auteur de cette observation se bornant à une simple mention, il est impossible de se faire une idée de la relation qui a pu exister entre la gestation et cet accident. Nous connaissons un second exemple d'avortement survenu à quelques semaines chez une femme atteinte de rhuma-

tisme. Cet exemple rapporté par M. Hanot dans la *France
médicale* du 21 mai 1881 est au contraire très détaillé. On
le trouvera reproduit *in extenso* à la fin de notre travail.

Il s'agit d'un rhumatisme mono-articulaire fixe qui paraît
légitimement devoir être rapporté à l'état de grossesse de la
malade, malgré l'âge peu avancé de cette grossesse. Cependant M. Hanot émet les réflexions suivantes : « Le rhumatisme puerpéral, dira-t-on, se conçoit aisément après
l'accouchement, comme un rhumatisme traumatique, comme
un rhumatisme blennorrhagique après cette sorte de blennorrhagie utérine qui suit la délivrance. On comprend encore que le développement considérable de l'utérus à une
période déjà avancée de la grossesse, que l'évolution fœtale
détermine ces troubles de la nutrition qui favorisent l'éclosion des diverses diathèses, y compris la diathèse rhumatismale. Mais est-il permis d'attribuer une telle puissance
pathogénique à une grossesse d'un mois, à la présence dans
l'utérus d'un embryon qui a à peine 1 centimètre de longueur. » «..... Si le rhumatisme puerpéral peut éclater dès
les premiers jours de la grossesse, on est conduit à admettre
que la puerpéralité commence pour ainsi dire, au moment
même de la conception, comme si le spermatozoïde, transformé en germe morbifique, adultérait l'organisme féminin
par une sorte de catalyse. Notre observation montre que
le rhumatisme puerpéral peut se produire dès les premiers
jours de la grossesse.

Après ces réflexions judicieuses qui ont trait à la pathogénie du rhumatisme et non à son influence sur la grossesse, mais que nous avons tenu à placer ici pour ne pas
détruire l'unité de l'observation, M. Hanot se demande si

le salicylate de soude qui a été administré n'a pas été la cause de l'avortement. Sans vouloir trancher la question nous dirons que dans nos quatre cas où le médicament a été administré, la grossesse a continué son évolution normale, et, que dans le cas d'Elicagaray, cité par Tison, ce médicament n'a pu produire l'avortement car la date de l'observation est antérieure à la découverte du médicament. Nous ne changerons pourtant rien à la conclusion de M. Hanot qui termine de la façon suivante sa communication : « la fièvre et les douleurs suffisaient peut être ; mais si, d'autre part, on considère que la malade était confinée au lit, dans d'excellentes conditions de repos, il est difficile de ne pas suspecter au moins le salicylate de soude et de ne pas lui faire jouer quelque rôle dans cet avortement au premier mois de la grossesse. »

« Encore une fois, un seul fait, en pareille matière, ne prouve rien et nous n'avons voulu que signaler ce point en litige à l'attention de nos collègues. »

La thèse de Balette contient l'observation d'une femme de 24 ans chez laquelle une fausse couche d'environ six semaines paraît bien avoir été produite par le salicylate de soude.

DIAGNOSTIC

Le diagnostic du rhumatisme pendant la grossesse comporte la solution de plusieurs questions : 1° Y a-t-il rhumatisme ? 2° Le rhumatisme est-il secondaire ? 3° Y a-t-il une relation entre ce rhumatisme secondaire et la grossesse constatée chez la malade, ou bien n'est-ce qu'une coïncidence ?

1° Le diagnostic de l'existence du rhumatisme est facile, et ce n'est pas sur cette question que peuvent porter les hésitations. L'évolution d'une monoarthrite ou d'une polyarthrite rhumatismale à marche variable en l'absence de toute influence infectieuse suffira pour faire affirmer le rhumatisme.

2° Le rhumatisme étant reconnu, il faudra non pas le considérer comme un rhumatisme ordinaire à marche subaiguë ou chronique et instituer le traitement sans en rechercher la cause. C'est surtout dans le cas de rhumatisme secondaire à marche aiguë qu'on serait tenté de commettre cette négligence, à cause de la fréquence du rhumatisme articulaire aigu primitif, et aussi à cause de la rareté de cette forme clinique dans le cours d'une affection rhumatogène. La recherche de la cause du rhumatisme mettra certainement sur la voie de cette solution, mais la marche elle-même la plus fréquente du rhumatisme secondaire devra à elle seule éveiller l'idée de cette subordination des arthropathies à une affection primitive. Nous l'avons dit, à propos des symptômes, le rhumatisme secondaire est la plupart du temps un rhumatisme modifié, tendant à la chronicité, tendant également à passer de l'état de rhumatisme subaigu mobile à l'état de rhumatisme chronique fixe mono-articulaire. C'est cet ensemble de caractères qui motivera la recherche d'une cause locale ou générale quelconque.

3° Relativement à la troisième question, l'embarras sera souvent un peu plus grand. Il est bien évident, que si le rhumatisme secondaire présente son évolution normale et que la femme qui en est atteinte soit enceinte de plusieurs mois, la relation de cause à effet entre ces deux états ne sera pas douteuse.

Si au contraire, comme cela peut arriver, quoique moins souvent, le rhumatisme survient au cours des premiers mois de la grossesse, la cause pourra passer inaperçue. Dans le cas d'Hanot, il a fallu un avortement pour avertir qu'il s'agissait de rhumatisme secondaire.

Si l'on se rappelle la possibilité d'un rhumatisme à forme aiguë dans le cours du premier mois d'une grossesse on verra alors que le diagnostic, est, non seulement difficile, mais parfois impossible. C'est, dans ces cas surtout que même la grossesse une fois reconnue, il est difficile souvent de dire s'il y a simple coïncidence entre le phénomène physiologique et l'état pathologique.

Supposons maintenant que la relation soit évidente entre le rhumatisme et la grossesse, quel sera le caractère de cette relation ? Faudra-t-il mettre le rhumatisme sur le compte d'un écoulement génital survenu sous l'influence de la grossesse ; c'est-à-dire le rhumatisme ne

sera-t-il qu'indirectement produit par la grossesse? Ou
bien ne s'agira-t-il pas d'une femme rhumatisante prise
à l'occasion de sa grossesse d'une attaque rhumatismale
ordinaire, mais modifiée, en l'absence de tout écoulement
génital rhumatogène. En d'autres termes, puisque nous
avons admis la possibilité de ces deux formes pathogéniques, aura-t-on sous les yeux un rhumatisme vrai chez une
femme à antécédents rhumatismaux mais enceinte, ou bien
se trouvera-t-on en présence d'un rhumatisme uro-génital
analogue au rhumatisme blennorrhagique?

Nous l'avons déjà dit plus haut, c'est dans les antécédents héréditaires ou personnels de la malade, dans les
caractères de la forme clinique du rhumatisme secondaire,
et enfin dans l'examen local, qui montrera l'existence ou
l'absence d'un écoulement génital, qu'on basera les élé-
ments de ce diagnostic.

Il faudra toujours se souvenir dans ces minutieuses recherches, que les femmes enceintes peuvent être comme
toute autre atteintes d'une blennorrhagie suivie de rhumatisme, auquel cas la grossesse n'a rien à faire dans la pathogénie de l'affection, et celle-ci doit porter le nom de
rhumatisme blennorrhagique et non de rhumatisme gravidique.

PRONOSTIC

Nous serons bref sur ce chapitre ; toutes les considéra·
tions relatives au pronostic ont été exposées à propos de
l'étude des terminaisons. Nous rappellerons seulement que
ce pronostic est extrêmement variable. Favorable au point
de vue de l'existence puisqu'il ne tue pas, il est également
favorable au point de vue de la grossesse qui continue,
malgré l'existence des arthropathies, son cours régulier et
normal. Mais, dans un grand nombre de cas, il ne constitue pas seulement une affection gênante et douloureuse ;
par sa tendance à la chronicité, à la fixité, à l'ankylose,
il peut devenir le point de départ d'une infirmité irrémé-
diable.

TRAITEMENT

Le traitement est différent suivant la période de la maladie qu'on envisage.

Pendant la période aiguë ou subaiguë il est indiqué de recourir à la médication salicylée, sans rien changer au mode d'administration habituel dans le rhumatisme primitif. Il est vrai que cette médication ne réussit pas aussi brillamment dans les cas subaigus qui sont les plus communs; mais ce n'est pas une raison pour la laisser de côté puisqu'elle est en somme la seule qui ne soit pas inactive. Nous trouvons dans la communication de M. Hanot quelques craintes exprimées au sujet des dangers que le salicylate de soude pourrait faire courir à la femme enceinte. L'avortement dont il publie la relation lui paraît causé par l'administration de ce médicament ; bien que cette opinion soit probable nous pensons qu'on doit administrer à la malade le seul médicament qui soit susceptible de lui enlever ses douleurs, à condition de ne pas le prolonger s'il reste inefficace.

A la période subaiguë ou chronique les moyens à employer sont généraux et locaux : les premiers consisteront en iodure de potassium, iode, etc. ; on voit qu'ils ne diffèrent pas de ceux qu'on emploie habituellement pour le rhumatisme primitif. Les moyens locaux consistent en révulsifs : teinture d'iode, vésicatoires, plus tard frictions, bains de vapeur, destinés à combattre les arthrites à tendance ankylosante. Il ne faudra pas négliger de veiller dans le cours de la maladie, à ce que les membres s'ankylosent dans une bonne position si cet accident ne peut être évité. On y parviendra à l'aide du redressement avec ou sans anesthésie, et des appareils inamovibles. L'ankylose pourra aussi être combattue par les frictions, le massage et les mouvements forcés de l'articulation malade ; lorsque tout processus inflammatoire sera éteint, les bains et l'électricité seront un adjuvant utile. Le traitement par les eaux minérales donne souvent de bons résultats. Les bains d'Aix en Savoie recommandés par M. le professeur Fournier contre le rhumatisme blennorrhagique, pourront avoir dans le rhumatisme chronique d'origine gravidique une réelle efficacité.

OBSERVATIONS

Observation I (personnelle).

La nommée V…, âgée de 20 ans, couturière, entre le 23 février 1882, salle Sainte-Mathilde, lit n° 21, dans le service de M. le professeur Bouchard, à l'hôpital Lariboisière.

Bonne santé habituelle. Anémie, chlorose vers l'âge de 15 ans. Pas de rhumatismes antérieurement. Parents directs non rhumatisants, mais oncle rhumatisant et grand-père maternel rhumatisant.

Cette femme est enceinte de sept mois et demi à son entrée à l'hôpital. Elle souffre depuis un mois, mais la douleur ne s'est réellement localisée dans les jointures que depuis huit jours. Elle a été exposée longtemps au froid et habite une chambre sans feu. L'attaque rhumatismale a débuté par des douleurs vagues dans les muscles de la cuisse, puis les épaules ont été prises. Maintenant les articulations du membre supérieur gauche, épaule, coude, main sont douloureuses. Il existe seulement quelques douleurs vagues du côté droit.

A l'auscultation du cœur, on entend un souffle systolique qui a son maximum à la base, et on trouve aussi un souffle très fort dans les vaisseaux du cou. Ces signes révèlent simplement l'anémie de la malade.

Depuis un mois, la malade est enrouée et tousse, il y a un peu d'angine et les amygdales sont grosses. Pas de leucorrhée ni d'uréthrite.

24 février. — Traitement. Benzoate de soude 15 grammes. Tisane de reine des prés.

26 février. — Les douleurs vagues qui s'étaient manifestées du côté droit ont fait place à de véritables douleurs et à un léger gonflement du poignet et des doigts.

27 février. — Le gonflement et la douleur du membre supérieur droit ont disparu.

28 février. — Salicylate de soude 6 grammes.

1er mars. — Douleur et gonflement du poignet gauche.

2 mars. — Les douleurs sont moins vives.

3 mars. — Même état des articulations.

4 mars. — Les douleurs ont repris leur même intensité. On supprime le salicylate de soude.

5 mars. — Potion avec 1 gramme d'acide phénique.

7 mars. — Le membre est toujours impotent.

8 mars. — Bicarbonate de soude.

9 mars. — Le bicarbonate de soude a été vomi. On supprime ce médicament. Le membre est toujours impotent et la douleur est vive au moindre mouvement.

10 mars. — Frictions avec le baume opodeldoch.

12 mars. — Les mouvements sont moins douloureux et plus étendus, mais l'impotence du membre est encore grande.

20 mars. — État stationnaire.

21 mars. — On constate l'existence d'une atrophie deltoïdienne et des muscles du bras du côté gauche. Application de courants continus.

27 mars. — Même état après six jours de ce traitement électrique.

30 mars. — Le neuvième mois de la grossesse est commencé.

10 avril. — L'état d'atrophie deltoïdien est toujours le même. La malade ne souffre pas.

15 avril. — La malade désire partir. — Exeat ; toujours dans le même état.

OBSERVATION I1 (personnelle).

La nommée F..., infirmière, âgée de 27 ans, entre le 9 mai 1883, salle Sainte-Marie, lit n° 23, dans le service de M. Proust à Lariboisière.

Rougeole à l'âge de 10 ans. Scarlatine en juillet 1880.

Six mois après, en janvier 1881, douleurs articulaires traitées par le salicylate de soude. Cette première attaque de rhumatisme articulaire aigu a duré un mois et demi. Pendant son évolution, M. Bernutz, dans le service duquel la malade était placée, a constaté un souffle à la pointe. Après sa guérison, elle a conservé de l'essoufflement, des palpitations, et ses jambes ont commencé à enfler le soir.

En janvier 1882. — Deuxième attaque de rhumatisme articulaire soignée dans le service de M. le professeur Bouchard, à Lariboisière. Pendant cette attaque qui dura un mois, on ne trouva rien de nouveau au cœur. Elle conserva à la suite de cette seconde attaque beaucoup de fatigue.

En janvier 1883. — Troisième attaque pour laquelle la malade retourne se faire soigner chez M. Bernutz. Pendant cette attaque qui a duré un mois elle a eu un vésicatoire au niveau du cœur.

Elle s'était aperçue en décembre 1882 qu'elle était enceinte. Cette troisième attaque était donc déjà du rhumatisme gravidique.

Cependant il ne paraît pas avoir présenté les caractères du rhumatisme secondaire.

En février 1883. — Palpitations et essoufflement plus marqués que d'habitude ; les jambes étaient enflées tous les soirs d'une façon notable. Ces accidents la décident à entrer dans le service de M. le professeur Jaccoud qui prescrit de la macération de digitale.

Elle en sortit après cinq semaines de traitement, guérie de cette attaque d'asystolie et enceinte de 3 mois.

Au commencement de mai 1883, elle éprouva des faiblesses avec fièvre et frissons ; embarras gastrique, puis elle entra le 9 du même mois chez M. Proust.

L'attaque rhumatismale dont cette femme est encore atteinte est la quatrième. Elle a débuté comme les autres par les genoux. Toutes les articulations des membres inférieurs ont ensuite été prises. Le genou droit surtout a été très enflé. Les membres inférieurs ont été peu atteints comme dans les attaques précédentes.

Cette quatrième attaque est plus forte que les trois premières.

Aucun écoulement génital ne peut être constaté.

On trouve à l'auscultation du cœur un roulement diastolique et présystolique suivi d'un dédoublement du deuxième bruit du cœur, c'est-à-dire les signes d'un rétrécissement mitral. Le cœur est un peu hypertrophié. La lésion est ancienne.

24 mai. — 15 jours après le début du rhumatisme, la jambe droite est fléchie sur la cuisse, et cette position vicieuse ne peut être modifiée.

1er juin. — On opère le redressement du membre sans anesthésie. Il se produit quelques craquements et la jambe est fixée dans un appareil plâtré.

L'état aigu a duré 3 ou 4 jours seulement, par conséquent le rhumatisme a été très modifié par la grossesse, comme le prouve également cette tendance à l'ankylose.

13 juin. — Accouchement normal d'un garçon à terme.

27 juin. — La malade se lève un peu depuis 3 ou 4 jours. Elle ressent seulement quelques picotements dans le genou droit qui est encore raide bien qu'on lui fasse du massage et des mouvements forcés tous les jours.

OBSERVATION III (inédite).

Communiquée par M. P. E. Launois, interne des hôpitaux.

Le 3 mars 1883, la nommée L. Angèle, âgée de 23 ans, cuisinière, est entrée à Lariboisière, salle Sainte-Joséphine, lit n° 7. Service de M. le Dr Duguet.

Le père de cette malade est mort d'une pneumonie, sa mère avait eu plusieurs attaques de rhumatisme articulaire. La malade se dit enceinte de 6 mois 1/2 et on peut constater par le palper, le toucher et l'examen des organes génitaux que cette date de la grossesse est à peu près exacte ; primipare.

Il y a trois semaines environ elle a éprouvé des douleurs violentes dans le poignet et dans le coude droit ; ces douleurs ne se sont accompagnées ni de rougeur, ni de gonflement, et n'ont duré que 4 à 5 jours.

Le poignet gauche a été pris ensuite et depuis 5 jours la malade souffre dans les deux genoux.

4 mars. — La température est de 38°,2. Le pouls est assez fréquent, la bouche amère ; anorexie et constipation. L'articulation radio-carpienne gauche, les articulations métacarpo-phalangiennes de la main du même côté sont le siège d'un gonflement et d'une rougeur assez prononcés. La douleur spontanée est assez vive, elle est éveillée par lés mouvements qui sont assez difficiles.

Au toucher on constate facilement une élévation de la température locale ; les mêmes phénomènes se retrouvent aux deux genoux, et surtout au genou droit. Rien aux poumons ni au cœur. Les urines ne contiennent pas d'albumine.

On ne constate aucun écoulement génital.

M. Duguet diagnostique un rhumatisme génital et fait remarquer après son examen que la guérison ne sera complète qu'après l'accouchement ; il prescrit une potion avec 3 grammes de salycilate de soude en se proposant de ne continuer cette médication que pendant très peu de temps, l'efficacité de ce médicament étant, d'après lui, à peu près nulle dans le rhumatisme génital, il craint aussi que le salycilate n'ait quelques propriétés abortives. Les douleurs continuent, et malgré cela la potion est supprimée le 7 mars.

9 mars. — La douleur et le gonflement du genou droit sont augmentés ; il existe aussi de la rougeur au niveau de cette articulation ; la température était la veille au soir de 38°,7.

11 mars. — La malade ne souffre plus et les mouvements sont toujours difficiles surtout dans l'articulation du poignet et des doigts de la main gauche où le gonflement a persisté. Le poignet et la main gauches sont immobilisés au moyen d'un appareil ouaté.

20 mars. — Les douleurs sont redevenues très vives dans le genou droit et le gonflement va en augmentant.

25 mars. — Le poignet gauche a repris son volume normal mais il est légèrement déformé. Les mouvements sont presque impossibles.

4 avril. — On place la main gauche dans un appareil plâtré. Cet appareil est enlevé le 15 avril et l'amélioration est considérable du côté du poignet. Les genoux présentent une tendance à la déformation et des deux côtés une tendance à la subluxation. Les mouvements sont d'ailleurs très difficiles. L'extension continue est faite sur les membres inférieurs à l'aide d'un appareil imaginé par M. le professeur Duplay. La traction est faite à l'aide d'un poids (4 kilogr.), la contre extension en soulevant les pieds du lit.

Le 2 mai. — Il existe encore un peu de raideur dans le poignet gauche. Les genoux ont repris leur forme normale et l'appareil à extension est enlevé.

Le 31 mai. — La malade était depuis quelques jours sans appareil, elle pouvait mouvoir ses articulations et elle accouche dans la matinée. La malade passe dans le pavillon d'isolement annexé au service de M. le Dr Siredey où nous avons pu l'observer.

Les suites de couches ont été absolument normales et au bout de 15 jours la malade pouvait se lever. A la suite d'un léger traumatisme elle eut encore du gonflement du poignet gauche avec gêne des mouvements. On dut faire une révulsion à l'aide de pointes de feu.

15 juin. — Nous avons vu la malade il y a quelques jours, elle ne souffre plus et est sur le point de quitter l'hôpital.

OBSERVATION IV (personnelle).

La nommée B..., âgée de 22 ans, cuisinière, entre le 22 mars 1884 à la clinique d'accouchements.

Antécédents héréditaires. — Son père, âgé de 60, ans et sa mère de 49 ans, sont bien portants et n'ont jamais fait aucune maladie.

Elle a deux frères qui sont dans un état excellent de santé ; trois sœurs dont une morte de suites de couches, n'ayant jamais eu d'autres maladies, les deux autres se portent très bien ; quant à la malade, elle s'est toujours bien portée jusqu'à son entrée à l'hôpital.

Cette femme, entrée à la clinique le 22 mars, est accouchée le 27 du même mois d'un garçon bien conformé.

En arrivant la malade se plaint de douleurs très vives dans les poignets, les coudes et les épaules, ces douleurs se généralisent et atteignent les deux genoux. Toutes ces articulations sont le siège de vives douleurs et présentent un gonflement assez marqué. Ces douleurs ont diminué d'intensité après l'accouchement qui s'est fait normalement.

Trois jours après l'accouchement, la malade a vu réapparaître les douleurs avec une intensité beaucoup plus grande qu'avant l'accouchement, elles siégeaient aux deux poignets, aux deux coudes et aux deux épaules. Après une journée de très grande souffrance, les douleurs ont quitté le siège qu'elles occupaient pour aller se loger dans les deux genoux. Le genou droit ne présentait aucun gonflement, tandis que le gauche offrait un empâtement assez prononcé.

La douleur s'est localisée sur le genou gauche qui présente un gonflement général, sans changement de couleur à la peau ; ce sont surtout les parties latérales internes de l'articulation qui sont le siège du gonflement ; la pression exercée sur les parties malades n'est pas douloureuse, mais si l'on vient à soulever la jambe en appliquant les mains sur la région poplitée, c'est à peine si on peut élever la jambe placée dans une gouttière à quelques centimètres de hauteur ; aussitôt la malade accuse une vive douleur.

Aujourd'hui 15 juin, l'articulation est raide et la malade ne peut qu'exécuter un léger mouvement d'abduction.

OBSERVATION V

Empruntée à la Thèse de Tison.

La nommée N..., brune, d'un tempérament sanguin, âgée de 33 ans, ménagère, entre le 21 mai 1876 à l'hôpital Necker, dans le service de M. le professeur Hardy.

Dès sa jeunesse, elle a eu des palpitations de cœur qu'elle a toujours conservées.

Son père était asthmatique.

En 1869 elle a eu un rhumatisme articulaire aigu qui a duré une quinzaine de jours.

Elle est devenue enceinte au commencement d'avril 1875 et, le deuxième mois de la grossesse, elle a été reprise de douleurs articulaires, qui ont débuté par la plante des pieds, et se sont ensuite portées sur les genoux. Elle avait des sueurs continues et abondantes ; elle ne pouvait éteindre sa soif.

La maladie dura deux mois avec des alternatives d'amélioration et d'aggravation. Quand les douleurs quittaient les membres inférieurs, c'était pour se porter peu après sur les membres supérieurs. Pendant les deux mois suivants, la malade se leva, mais il lui fut impossible de reprendre ses occupations. « Il ne m'était pas possible, dit-elle, de couper du pain ; il me semblait que j'avais les bras paralysés. » C'est seulement deux mois avant d'accoucher qu'elle se sentit bien rétablie.

Le médecin qui la soignait alors, lui a fait appliquer un vésicatoire sur la région précordiale.

Elle a eu de très bonnes couches, et elle nourrissait son enfant depuis 4 mois, quand elle fut prise, le samedi 20 mai, de nouvelles douleurs à la plante des pieds, puis dans les genoux et ensuite dans les coudes et dans les doigts.

Comme traitement on lui fait prendre du sulfate de quinine et on lui enveloppe les articulations douloureuses d'une étoffe vulcanisée et imperméable.

Le 24. — Les douleurs articulaires sont à peu près disparues; cependent le pouls est fréquent, la peau chaude, la langue saburrale et une sueur continuelle et abondante couvre tout le corps, en un mot on trouve tous les symptômes d'une fièvre intense.

L'auscultation révèle un bruit de souffle systolique, sans augmentation de matité à la région précordiale, ni frémissement cataire. M. Hardy diagnostique une endocardite, remplace le sulfate de quinine par la digitale et ordonne un vésicatoire sur la région précordiale.

OBSERVATION VI (Tison, *loc. cit.*).

Madame L..., 22 ans, d'une bonne constitution et vivant dans l'aisance, était arrivée au quatrième mois de sa grossesse, lorsqu'elle fut prise d'un rhumatisme articulaire aigu généralisé sans cause bien appréciable. Plusieurs articulations furent atteintes fort légèrement et le mal se fixa bientôt sur l'articulation du coude droit, où il acquit une extrême intensité. Toute la jointure devint le siège de douleurs intenses, d'un gonflement qui s'étendait au loin sur le bras et l'avant-bras et d'une rougeur qui nous fit craindre pendant quelques jours la suppuration de l'article.

Malgré l'intensité de ces phénomènes, la fièvre et les autres symptômes généraux restèrent assez modérés.

Nous mîmes en usage un traitement assez actif : sangsues, frictions avec l'onguent napolitain belladoné, ouate en couche épaisse, immobilité du membre, sulfate de quinine, purgatifs, boissons alcalines.

L'inflammation locale se calma, mais les mouvements restèrent impossibles et extrêmement douloureux. L'avant-bras était fléchi à angle obtus sur le bras. Craignant de voir cette attitude persister, je n'hésitai pas à endormir la malade et à fléchir l'avant-bras à angle de 80° environ ; une gouttière en fil de fer fut faite sur mesure pour maintenir cette attitude. Bien nous en prit, car l'arthrite se termina par une ankylose si complète, qu'aujourd'hui, deux ans après la maladie, on ne trouve pas le plus petit mouvement dans la jointure. N'ayant aucun espoir d'obtenir un résultat meilleur, j'ai laissé les choses en l'état. Madame L..., se sert très convenablement de son bras, en particulier pour les travaux de femme et pour les écritures ; elle n'en a jamais souffert. Notons en passant que sa grossesse n'a été nullement influencée par la maladie intercurrente et que l'accouchement, venu à terme, s'est effectué de la façon la plus normale pour la mère et pour l'enfant.

Observation VII (Tison *loc. cit.*)

Une dame de province, âgée de 28 ans, d'une belle constitution, d'une santé habituelle excellente, a eu trois accouchements heureux.

Dans le cours d'une dernière grossesse, vers le cinquième mois, pendant l'hiver de 1873, réveillée en sursaut par les cris : « au feu ! » elle se leva précipitamment, se couvrit à peine, et ouvrant sa fenêtre se mit à un balcon ; appuyée sur les deux avant-bras presque nus, elle resta là quelques minutes et sentant un peu de froid, rentra se coucher. L'incident tout d'abord n'eut pas de suites ; mais le lendemain les deux coudes devinrent douloureux ; bientôt la fièvre s'alluma et une double arthrite huméro-cubitale se déclara.

On institua un traitement approprié, qui dissipa peu à peu les phénomènes inflammatoires. Malheureusement on se contenta de placer les deux bras sur des coussins dans l'extension complète.

Quand les douleurs furent amendées, on constata que la mobilité volontaire et provoquée était tout à fait abolie. Malgré les bains, les pommades cet état ne changea plus. La grossesse continua heureusement son cours. Elle mit au monde un enfant à terme bien portant et bien conformé.

Je vis cette dame 8 ou 9 mois plus tard ; les bras étaient un peu tuméfiés dans toute leur étendue, les articulations des doigts, du poignet et de l'épaule un peu raides et légèrement douloureuses. Je ne pus constater aucune mobilité dans les deux coudes, si ce n'est à gauche une très faible trace de pronation et de suppination.

Je mis en usage : le massage, la compression méthodique, les frictions ; j'envoyai la malade à Aix : tout fut inutile.

Les articulations du coude n'offrent, au toucher, rien d'anormal, mais l'ankylose persiste. Cette dame a les deux bras pendants le long du corps, elle ne peut ni s'habiller, ni prendre sa nourriture, sa seule distraction consiste à jouer du piano. J'ai proposé la rupture des ankyloses et la métamorphose de l'attitude étendue en attitude fléchie.

La malade, retenue par la crainte de nouvelles douleurs, a refusé toute intervention active (Tison, *loc. cit.*).

OBSERVATION VIII (M. V. Hanot).

Le 28 décembre 1880, entrait dans notre service de l'hôpital Temporaire de la rue des Tournelles, une jeune femme âgée de 29 ans. Elle est brune, fortement musclée, d'apparence très robuste et nous dit que depuis quelques jours elle souffre du genou gauche; depuis le 26 décembre surtout, les douleurs sont dévenues des plus vives, à ce point qu'elle ne peut plus imprimer à sa jambe le moindre mouvement. Jusque là sa santé avait toujours été parfaite, dans ses antécédents, soit héréditaires, soit personnels, nul indice de prédisposition rhumatismale.

Le genou gauche est tuméfié, à son niveau le tégument externe présente une teinte rose assez vif. La moindre pression arrache des cris à la malade, surtout si on presse les faces latérales et postérieure de l'articulation. Les diverses autres articulations ne sont nullement douloureuses. Il y a de la fièvre, de l'anorexie. En présence de ce rhumatisme mono-articulaire, nous avons recherché avec soin si la malade ne se trouvait pas dans quelqu'une de ces circonstances pathologiques où le rhumatisme articulaire aigu revêt de préférence la forme mono-articulaire.

Point de trace de blennorrhagie. Les règles auraient apparu, le mois précédent, au terme habituel ; donc point de grossesse supposable.

De fait, il est impossible de noter, soit au toucher, soit au palper, une augmentation appréciable de volume de l'utérus. La raison pour laquelle le rhumatisme se localisait ainsi à une seule articulation ; cette condition pathogénique échappait.

On prescrivit 4 grammes de salicylate de soude.

Le 30 décembre. — La situation ne s'est pas moins modifiée ; le matin T. R. 38, 4, p. 92. Le soir T. R. 38, 6, p. 112.

On prescrit encore 4 grammes de salicylate de soude.

Le 31 décembre. — Au matin, vers 11 heures, on vient nous prévenir dans une salle, que Noémie G..., qui avait déclaré que ses règles avaient apparu pendant la nuit, était prise de métrorrhagie abondante. Pendant deux heures, la malade expulsa une assez grande quantité de caillots ; à partir de 1 heure l'écoulement fut à peine marqué.

Toujours préoccupé de la pathogénie de ce rhumatisme si nettement mono-articulaire, nous recueillîmes tous les caillots, les lavâmes avec soin. Ils contenaient un fœtus, ayant un peu plus de 1 centimètre de long et auquel, après examen sérieux, on doit attribuer de un mois à six semaines d'existence.

Le matin, T. R. 38°,2, p. 92. Le soir, T. R. 39°,2. P. 116.

On supprime le salicylate de soude.

1er janvier 1881. — L'état du genou gauche est le même ; pas d'autres douleurs articulaires.

L'écoulement sanguin est resté médiocre depuis la veille. La malade accuse quelques douleurs à l'hypogastre. Le matin T. R. 38° 6. p. 112. Le soir T. R. 39°, p. 116.

Le 3. — Même état. Le matin T. R. 38°, 6. p. 90. Le soir T. R. 39. p. 104.

Le 4. — L'écoulement utérin a presque complétement disparu, les douleurs abdominales disparaissent. Le genou gauche est toujours aussi volumineux et aussi douloureux. Le matin T. R. 38° 1. p. 92. Le soir T R. 38°. 4. p. 108.

Le 6. — Les douleurs abdominales ont complétement disparu ; il n'y a plus d'écoulement utérin. L'état du genou gauche est toujours le même. Le matin T. R. 38°, 8. p. 104. Le soir T. R. 39°,8. p. 120.

Il nous paraît inutile de rapporter le reste de l'observation dans tous ses détails. Nous résumons en quelques mots.

Jusqu'au milieu du mois de mars, les douleurs de l'articulation du genou ont persisté, avec des alternatives diverses d'exacerbation et de rémission, mais en diminuant très-lentement.

Pendant tout ce temps, la fièvre n'a pas cessé oscillant entre 38° et

39°, 6, puis, à partir de la fin de février, se fixant autour de 36°.

Pendant le mois de janvier on était revenu au salicylate de soude, remplacé plus tard par l'iodure de potassium à la dose de 1 gramme dans les 24 heures. Le traitement local n'avait pas été négligé: vésicatoires, cautérisations ponctuées; immobilisation dans une gouttière.

A la fin de mars, la fièvre a disparu complètement, l'appétit est revenu. L'état général est bon. La malade ne souffre plus du genou et commence à marcher en s'appuyant sur des béquilles; mais elle ne ploie le genou qu'avec difficulté.

Aujourd'hni, 20 avril, la raideur de l'articulation est un peu moindre mais encore très-accusée.

CONCLUSIONS

1° Le rhumatisme gravidique est un cas particulier du rhumatisme secondaire. Son histoire récente date véritablement des travaux de Lorain (1866).

2° Cette affection peut éclater sous l'influence de causes occasionnelles variables : froid, traumatisme, et paraît directement liée soit à la diathèse rhumatismale, soit à la modification locale apportée aux organes génitaux de la femme grosse ; c'est pourquoi il y a lieu de distinguer : 1° Une forme de rhumatisme vrai de la grossesse, et 2° une forme génitale dont la cause directe réside dans les excitations réflexes parties de l'utérus modifié ou dans l'écoulement leucorrhéïque que présentent souvent les femmes enceintes.

3° Cette dernière forme génitale paraît avoir été souvent confondue avec un véritable rhumatisme blennorrhagique.

4° Dans la première forme, la grossesse paraît rappeler la diathèse rhumatismale par le changement profond que la fécondation amène dans la constitution générale de la femme.

5° On doit conserver au point de vue clinique la distinction qui existe au point de vue pathogénique. La première forme rappelle la marche subaiguë du rhumatisme primitif et a une tendance marquée à l'ankylose ; la deuxième forme est rapidement chronique ou chronique d'emblée et se localise plus rapidement que l'autre dans une articulation où elle se fixe. L'ankylose est la caractéristique de cette dernière forme ce qui en rend le pronostic moins favorable.

6° L'accouchement n'est pas toujours comme on l'a dit, le signal de la guérison des arthrites, ce qui prouve que l'état de gravidité ne constitue pas à lui seul toute l'étiologie de la maladie.

7° La principale indication thérapeutique consiste à immobiliser les membres malades dans une bonne position.

Imprimerie A. DERENNE, Mayenne. — Paris, boulevard Saint-Michel, 52.